《妇科辨解备要》

校注

FUKE BIANJIE BEIYAO
JIAOZHU

清·郭玉柱 著

卜俊成 校注

山西出版传媒集团 山西科学技术出版社

图书在版编目（CIP）数据

《妇科辨解备要》校注 / （清）郭玉柱著；卜俊成
校注 . — 太原 : 山西科学技术出版社，2022.9
ISBN 978-7-5377-6197-0

Ⅰ . ①妇… Ⅱ . ①郭… ②卜… Ⅲ . ①中医妇科学—
中国—清后期 Ⅳ . ① R271.1

中国版本图书馆 CIP 数据核字（2022）第 105264 号

《妇科辨解备要》校注

FUKE BIANJIE BEIYAO JIAOZHU

出 版 人	阎文凯	
著 者	（清）郭玉柱	
校 注	卜俊成	
策 划 编 辑	翟 昕	
责 任 编 辑	杨兴华	
助 理 编 辑	文世虹	
封 面 设 计	吕雁军	

出版发行	山西出版传媒集团·山西科学技术出版社
	地址：太原市建设南路 21 号 邮编 030012
编辑部电话	0351-4922078
发行部电话	0351-4922121
经 销	各地新华书店
印 刷	山西基因包装印刷科技股份有限公司

开 本	880mm×1230mm 1/32
印 张	7.25
字 数	105 千字
版 次	2022 年 9 月第 1 版
印 次	2022 年 9 月山西第 1 次印刷
书 号	ISBN 978-7-5377-6197-0
定 价	58.00 元

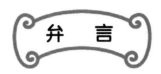

弁　言

一、原书作者生平

郭玉柱，字擎天，清代晚期彰德府安阳宋村（今河南省安阳县崔家桥镇宋村）人，为"邺下名医"（《妇科辨解备要·杨序》）。"其执业近五十寒暑……于一切危险之症，无不药到病除，著手生春，而于妇科尤为深得三昧者焉"。"时任彰德府正堂戴莲溪[①]眷属病危，所延医士皆束手无策，有人举荐玉柱，

①　戴莲溪：即戴鸾翔，字耀云，号莲溪、觉痴，安徽婺源人，出生于清嘉庆十五年（1810年），道光十八年（1838年）戊戌科进士，散馆授编修，官至直隶永定河道、河南开封府知府，以书法见称于时。邀郭玉柱诊病时，其任彰德府知府。

柱至诊毕，应手而愈，因此深受戴之礼敬"（《河南古代医家集·安阳》）。

郭玉柱"自十七岁习此道，遵先贤所载，论寒热，辨虚实，识药性，制炮炙，至今五十年矣"（《妇科辨解备要·自序》）。但是，由于其"晚年得子……惧吾殁之后，将数十年心苦一旦泯灭"（《妇科辨解备要·自序》），再加上其人慈心仁，担心家人和患者"倘遇妇人胎产之病，委之庸医之手，最易伤生"。因此，"余年近七旬……因此日夜究心，辑成《妇科辨解备要》"。该书于同治甲子年（1864年）完稿，因为郭玉柱的医术在当地享有盛名，于是"自此稿一出，得其方以保全者甚夥。故四方传抄借稿者，几无虚日"（《妇科辨解备要·杨序》）。但是，由于当时条件所限，《妇科辨解备要》并未正式刻印。

光绪二十五年（1899年）冬，郭玉柱之子郭耀宸邀请时任吏部注铨直隶州分州拔贡的杨玉璠作序，并在诸位友人的资助下"劝付梓"《妇科辨解备要》。于是，《妇科辨解备要》才得以正式面世流传。

　　据郭玉柱第四代孙郭保兰叙述，其曾祖郭玉柱家本为贫寒农家，郭玉柱少年时曾多年为当地富豪之家放牛打杂，后跟一老中医外出学医。三年后，郭玉柱归家以医为业，并以经营药铺为生。由于医术高超，很快声名鹊起，其家业也因之日渐昌隆。郭玉柱曾多次应邀来到位于如今河南安阳的马氏庄园，即清代广西巡抚兼兵部侍郎、都察院右副都御史马丕瑶的府第，为其家眷诊治疾病。据郭玉柱记载，当时彰德府正堂戴莲溪夫人莫氏和长子原配洪氏所患沉疴，皆为其治愈。戴莲溪感郭玉柱医德之高尚，医术之高明，不仅出资为其"捐国子监，赐匾额，印执照，题以'优免差徭，延及后世'"，而且还"亲写屏风，赐呼思诚，又号省三"（《妇科辨解备要·自序》）。

二、本书内容与特色

（一）本书内容

《妇科辨解备要》包括妇人总论、用药论、调经方论、调经方论实症、调经方论虚症、经闭方脉论、崩漏论、带下论、妊娠方脉论、产育论、生产妙诀十六歌、产后方脉论、小产论、乳病论、妇人杂病、内署府在经验方脉论十六方面的内容，系统介绍了清代豫北妇科名医郭玉柱行医五十年间，在女性经、带、胎、产疾病诊治方面积累的宝贵经验。

其中，妇人总论介绍造成过期而行经、未期而先行、经行作痛等月经异常的原因，医者诊断妇科疾病望、闻、问、切四诊的应用，以及产后用药的总体纲领。用药论抨击了庸医在胎产病中"泥用成方，不辨药性""不论禁忌"等丑陋现象，并指出作为妇科大夫，应该"洞明药性，练达精敏，恒期不悖于古，又不敢株守成见"，方能帮助病人有效祛除疾病，力尽医者之职。调经方论介绍了调经之主方四物汤的应用原则和方法。调经方论实症介绍了 8 种实症月经病的治疗原则和方剂。调经方论虚症介绍了 5 种虚症月经病的治疗原则和方剂。经闭方脉论介绍了 5 种经闭的治疗方法，以及郭玉柱诊治经闭的医案。崩漏论介绍了 4 种常见崩漏的治疗方法。带下论介绍了 3 种白带异常的诊治方法。妊娠方脉论介绍了妇人胎前产后不同病症的治疗原则和方剂，以及 32 种妇科禁忌用药。产育论介绍了 6 种妇人生产时的急症治疗方法。生产妙诀十六歌以歌诀的形式介绍了妇人受胎、保胎、胎前禁忌等 16 种情形的注意事项和处理方法。产后方脉论介绍了 30 种产后常见疾病的诊治原则及用药方法。小产论介绍了 3 种常见小产的原因和用药方法，以及郭玉柱成功诊治的小产医案。乳病论介绍了 10 种常见乳病的治疗方法。妇人杂病介绍了 5 种常见妇科杂症的诊治方法。内署府在经验方脉论完整地记述了郭玉柱为时任彰德府正堂戴莲溪的夫人及儿媳诊治疾病的全过程。

（二）本书特色

1. 专于妇科，内容丰富。《妇科辨解备要》详细论述了中医妇科的月经先期、月经后期、月经先后无定期、崩漏、经断复来等月经病，白带赤白黏稠、赤白带下等带下病，妊娠恶阻、妊娠小便不通、胎漏、堕胎、小产、滑胎、妊娠腹痛等妊娠病，孕妇泄泻、咳嗽、疟疾、遗尿、伤寒等孕妇兼病，产后血晕、发热、恶露不绝、身痛、痉病、消渴、泄泻、呕吐、痢疾、大便不通等产后病，乳岩、吹乳、乳劳等产后乳病，阴户作痒、阴挺等妇科杂症，以及各种常见病和疑难杂症的诊治方法和临床经验，基本上包括了中医妇科学的疾病分类纲要内容和大部分具体的妇科疾病，这在当时落后的医疗技术条件的历史背景下，是尤为难能可贵的。也由此可见，作为闻名豫北冀南的"邺下名医"，郭玉柱的确学富五车，医术精湛。这也为当今中医妇科医生研究古代医家诊治相关妇科疾病的方法等，提供了较好的载体与范本。

2.治病严谨，用药灵活。郭玉柱认为，有恒心者，方可为医。在他看来，"夫药之性，能生人亦能杀人，苟用不合宜，反生为杀矣"，而有恒心的医生能够严谨治病，尤其能"存心不苟，执业必精，临病必详细审察"，只有这样，才能称为医生之责，才能悬壶济世，拯救病人于疾病苦痛之中。在具体妇科疾病的诊治过程中，郭玉柱主张要精于诊断，他指出"望闻问切，医者之首务也。圣人不能舍此以为法，况后学者乎？"（《妇科辨解备要·妇人总论》）。而针对遣方用药，他指出，人的"禀受不同，老幼强弱亦殊"，因而用药不能拘泥于成方、古方，要依据妇科病人的实际病情和身体状况灵活用药。同时，产科用药，尤其要严谨精当，"如产前用药不妥，轻则堕胎，重则母子俱伤。产后用药不妥，轻则遗留后患，重则母子俱亡"（《妇科辨解备要·用药论》）。如妇科常用方剂四物汤，郭玉柱认为"犹当论症加减，勿拘成方可也"，而当时很多医生"无论阴阳表里，虚实寒热，室女妇人，胎前产后，一云妇病，

7

辄用四物汤为主"(《妇科辨解备要·调经方论》)。对此，他深恶痛绝。

3. 医理精辟，经验独到。《妇科辨解备要》为郭玉柱行医五十年的经验实录，全书没有纷繁复杂的理论叙述，而是用简要的话语，直陈其为医心得和诊治方法，语言通俗易懂，医理博精。如其认为，妇人乃"众阴所集"，如果"德性柔良，荣卫调和，诸病无由而生"，如果"逆妒险恶，气血失调，百病生焉"(《妇科辨解备要·妇人总论》)。尽管妇人发病因素多样，但是郭玉柱从情志致病因素入手，寥寥数语，就概括出了妇人致病的常见病机。在诊断具体疾病中，郭玉柱指出"女人尺脉常胜，而右手大者，皆其常也。若尺脉微涩而断，或肝脉沉急者，皆经闭不调之候也，当辨其虚实不同"(《妇科辨解备要·经闭方脉论》)"论妇人带下脉紧者必腹痛，数者则阴痒，漏下日久，脉浮者难治"(《妇科辨解备要·带下论》)"新产之脉宜虚缓沉细，附骨者生，实大弦急者死"(《妇科辨解备要·产后方脉论》)等，直陈自己的经验所得，简洁精辟。在具体疾病的治疗中，郭玉柱简述其要点，直接实录经验效方，如"论经水常不及期而行者，壮人多是血热。宜：当归身（二钱）……"（《妇科辨解备要·调经方论实症》）"治妇女血瘕作痛，脐下胀满，月经不行，发热倦怠。香附（酒炒，五两）……"（《妇科辨解备要·经闭方脉论》）等，非常实用。

此外，《妇科辨解备要》还详细记载了郭玉柱为时任彰德府正堂戴莲溪眷属诊治疾病的详细医案，较为罕见，为研究清代地方官僚文化提供了资料。但是，由于受制于时代等客观因素，书中难免有一些不科学的诊治疾病思维等，读者应加以甄别摒弃。

三、学术价值

《妇科辨解备要》是我国清代中医妇科的珍贵临床著作，也是郭玉柱一生诊治妇科疾病经验的集中体现，读者也可以从中管窥清代豫北冀南，以及中原地区中医妇科的发展风貌。其学术思想和诊治经验，简要总结如下：

1. 调经重在培补正气，养心实脾。冲脉能调节十二经气血，为十二经脉之海；任脉总任一身之阴经，调节阴经气血，为阴脉之海，冲任脉盛，月经才能正常排泄。郭玉柱认为，对于妇人而言，冲脉为气，任脉为血，二者维系着女性的正常生理机能和机体正气。如果独耗其气，则正气必虚，邪气必胜，会导致多种疾病，而月经自然不可通调。因此，调经的前提在于培补正气。同时，脾胃为后天之本，是气血生化之源，心生血，脾统血。因此，"养其心则血生，实其脾则血足，正气胜，血自行矣，此调经之要法也"（《妇科辨解备要·妇人总论》）。

2. 胎前产后用药和缓，以调阴阳。胎前产后是妇人孕育胎儿和产后调养的重要时期，如果用药不当，则会伤及母子气血，危及性命。郭玉柱认为，胎前用药宜温暖培养，不能见热便用大凉之药，见寒便用大热之药，更要禁忌大补大泻之剂，因为"天地之孕物，阴阳和合，人物俱生"（《妇科辨解备要·妇人总论》），如果阴阳偏胜，则如瓜果值水旱不调，花实多会脱落。治疗产后疾病，应用和缓之剂，这样可以"使血得以流通，其恶露自尽，故无后患耳"（《妇科辨解备要·妇人总论》）。因此，他认为，产后半月之前，断不可用大凉大散之剂，恐胃气转伤；半月以里，虽治内外之邪，亦当兼行血气。

3.治疗妇科经、带、胎、产，辨用四物汤。四物汤药方最早记载于唐代蔺道人所著的《仙授理伤续断秘方》，是补血行血的经典方剂。郭玉柱在治疗经、带、胎、产的疾病中，认为应该根据病人的病情辨证应用四物汤。如他认为，归、芎者，血分之气药也；芍、地者，血分之血药也，"如阴虚盗汗，烦燥发渴，血枯胃热者，而能食者，宜用芍、地，恶用归、芎。如胃寒凝滞，胀闷不食，气不运化，血何能调？又宜用归、芎，恶用芍、地"（《妇科辨解备要·调经方论》）。同时，他认为当归的不同部位药效不一，归首主生血止血，归身重在养血，全归专于活血，归尾效在破血。因此，若"固胎止漏，则必用归首；积血痞块，必用归尾；滋阴养血，必用归身；逐瘀生新，必用全归"（《妇科辨解备要·调经方论》）。

四、版本及整理校注说明

《妇科辨解备要》现存 1928 年郭玉柱之孙郭友容续印清光绪二十五年（1899 年）郭玉柱之子郭耀宸刻本。此次整理校注，原版影印了 1928 年续印本，以便于医家著作留存和供学者、读者等研究，并以此续印本为底本进行校注，相关内容分别参照其他著作中的相同内容进行校注。

在校注过程中，对原书中无标题的序言和郭玉柱所写序言，根据内容分别改为"杨序"和"自序"；原书为繁体竖排版，改为简体横排，并进行标点；原书指文字前后方位的名词，如"右""左"等，改为"上""下"；对原书中的通假字、古今字、异体字，以及难解字词句和其他需要说明处皆标注进行说明；生僻字采用汉语拼音和直音法双重注音；原书段落篇幅较长影响阅读，根据文义适当划分，不予校记说明。

对于古今意思相同但写法不同的字词，统一按照现今习惯写法，内容大致如下："传钞"为"传抄"，"故纸"为"补骨脂"，"屏封"为"屏风"，"温煖"为"温暖"，"衄"为"衄"，"全愈"为"痊愈"，"姜蚕"为"僵蚕"，"绪断"为"续断"，"梹榔"为"槟榔"，"班猫"为"斑蝥"，"牛夕"为"牛膝"，"射香"为"麝香"，"黛赭石"为"代赭石"，"蛇褪"为"蛇蜕"，"蝉褪"为"蝉蜕"，"全瓜蒌"为"全瓜蒌"，"炒山查"为"炒山楂"等。

对原书中明显的错别字，径改为正字；原书中的古今字首次出现时出注说明，再次出现径改为正字，不出注。

本书校注工作的顺利进行得益于家人的鼎力支持。校注过程中，河南省安阳市卫生监督局李夏先生等帮助笔者联系上了医家郭玉柱的第四代孙郭保兰及其他后裔，便于我们更加详尽地了解医家的生平事迹及行医脉络，在此一并表示感谢。由于校注时限较短，校注者水平有限，错漏之处在所难免，恳请读者批评指正。

卜俊成

2021 年 11 月于郑州

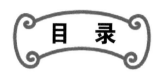

目 录

附《妇科辨解备要》影印本

扫码获取

· 本书音频
· 视频微课
· 妇科歌诀

二维码所链接内容仅
供读者扩展学习时参
考，不代表本社观点。

杨 序

　　尝思景星卿云[①]，和风甘露，为雨间之善瑞；冰霜雨雹，晦雾阴霾，乃四序[②]之偏灾[③]。故得气之善者，为福寿，为康强；得气之偏者，为凶恶，为夭札[④]。岂造物不仁？特人不慎，而偶中其戾[⑤]耳。夫国有善政[⑥]，阴阳水旱不为灾；世有良医，风寒

---

①　景星卿云：卿云同"庆云"，比喻吉祥的征兆。庆云，五色云，祥瑞之云。

②　四序：指春、夏、秋、冬四季。

③　偏灾：犹言大灾，指危害很大的灾害。

④　夭札：遭疫病而早死。

⑤　戾（lì力）：古同"戾"，乖违。

⑥　善政：指清明的政治、良好的政令等。

火热不为害。盖生人者天也，体天^①者人也。倘于生生不穷之会，以生人而反致杀人，诚仁人君子所不忍坐眎^②者也。

擎天郭先生^③，邺下^④名医，仆^⑤同学耀宸之先君^⑥也。其执业近五十寒暑，故称稠适^⑦而上遂^⑧，于一切危险之症，无不药到病除，著手生春，而于妇科尤为深得三昧^⑨者焉。尝本生平心得，著为《妇科便解备要》^⑩一书，专言胎前产后之事。

---

① 体天：依据天命。

② 眎（shì 士）：同"视"。

③ 擎天郭先生：即《妇科辨解备要》作者郭玉柱，字擎天。

④ 邺下：河南安阳的旧称。

⑤ 仆：旧谦称"我"。

⑥ 先君：指已故的父亲。

⑦ 稠适：合适，适当。

⑧ 上遂：谓上达于天道。

⑨ 三昧：佛教用语，意思是使心神平静，杂念止息；借指事物 的诀要。

⑩ 《妇科便解备要》结合作者自序及全书内容应为"《妇科辨解备要》"。

夫妇女一科，其病最杂；胎产之际，其症尤危。诸语云：能治十男子，不治一妇人；能治十妇人，不治一童子。若胎产，则并有二难矣。尝见十月期盈，仓皇临蓐①，存亡呼吸，两命攸关。或以忌医而殒命，或以勿药而丧身。是岂尽遭螯气而命当夭札者耶？特无以善其调护，斯母子之命如霜箨②与草露耳。

自此稿一出，得其方以保全者甚夥。故四方传抄借稿者，几无虚日。当时以乏赀③之故，有志焉而未逮④也。己亥秋，耀宸入邑庠⑤，诸友人于案首得是稿，咸谓不亟传世，不足成先生之志也，于是醵金⑥相助劝付梓，人而属⑦仆以弁言⑧。窃维四

---

① 临蓐：临产。

② 箨（tuò 拓）：本义之竹皮、笋壳。

③ 赀（zī 资）：假借为"资"，财货。

④ 逮：到，及。

⑤ 邑庠（xiáng 详）：明清时称县学为邑庠。

⑥ 醵（jù 巨）金：集资，凑钱。

⑦ 属：古同"嘱"，嘱咐。

⑧ 弁（biàn 变）言：序言；序文。

诊未审，何敢强作解人？六味粗谙，讵①能代宣密意？然仆缘悭②越世，固未觌③大雅之容，而谊忝通家④，究难以不文为谢。且窃闻之医者意也，贵得其意而变化之者也。故夫医书肇自《灵》《素》，方药著于汉唐，云林⑤传寿世之方，《金鉴》⑥为医宗之宝。凡兹善本何莫非体天地好生之德，冀登斯民于仁寿之域哉？况乎因难见巧，人略我详，理求精当而不尚奇衺⑦，语近平常而总由阅历。著病源于论说，依然方外文章；纪症候以诗歌，允为医林风雅。此岂记药性、抄成方者所能道其只字耶？

仁人君子得是书以备讲求，为孕妇解九死之厄，俾婴儿获再生之年，即谓之景星卿云，和风甘露焉。

4

---

① 讵（jù 巨）：文言副词，难道，岂，表示反问。

② 悭：欠缺。

③ 觌：古同"睹"。

④ 谊忝通家：指彼此世代友谊深厚、如同一家。

⑤ 云林：隐居之所。

⑥ 《金鉴》：即《医宗金鉴》。

⑦ 衺（póu 抔）：意为"众多"。

可矣！若夫悬之九市①，不妨家有越人，宝之千秋无难，代生岐伯，是尤所望于神而明之者。

光绪二十有五年立冬后七日
吏部注铨直隶州分州拔贡杨玉璠拜撰

---

① 九市：古时买卖货物的场所，泛指热闹的街市。

自 序

　　医之为道，君子之道也，故必有恒者始可作医。夫药之性，能生人亦能杀人，苟^①用不合宜，反生为杀矣。惟君子存心不苟，执业必精，临病必详细审察，方能转危为安。若惟利是图，轻视人命，临病不察虚实，辄投猛烈之剂，不杀人者几何矣？是以古之用医，必选名世之后，以其知廉耻，明顺逆也。

　　余自十七岁习此道，遵先贤所载，论寒热，辨虚实，识药性，制炮炙^②，至今五十年矣，乃虚名

---

① 苟：文言副词，如果，假使。
② 炮炙：古同"炮制"，指用草药制成药物的过程。

闻于府署。曾蒙府正堂①戴公币聘②，起夫人十年之沉疴，全少妇九死之胎产，郤③金不受。戴公以为高谊④，益厚遇⑤余，为捐国子监，赐匾额，印执照，题以"优免差徭，延及后世"。又亲写屏风，赐呼思诚，又号省三。此数十年心苦，幸有此荣遇⑥哉。

余晚年得子，恐非能就此道者，日夜痛心，惧吾殁之后，将数十年心苦一旦泯灭。虽有子，尚在婴儿，未及龆龀⑦，不能传济生之道。余年近七旬，虽未大衰，桑榆⑧之日难言久照。倘遇妇人胎产之病，委之庸医之手，最易伤生。因此日夜究心，辑成《妇

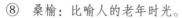

① 正堂：明清时对府县等地方正印官的称呼。

② 币聘：聘请贤人用的礼物。

③ 郤（què 确）：同"却"。

④ 高谊：崇高的道义；高尚的德行。

⑤ 厚遇：给以优厚的待遇。

⑥ 荣遇：谓荣获君主知遇而显身朝廷。

⑦ 龆龀（tiáo chèn 条趁）：指孩童、垂髫换齿之时，借指孩童。

⑧ 桑榆：比喻人的老年时光。

科辨解备要》。法虽略备，非有师承口诀不能融会贯通于心；文虽鄙俚^①，而其中包括先儒未传之妙。辨庸医用药之误，剖露肝肺以罄其蕴奥^②，苟能潜心玩绎^③，以尽厥旨^④，亦未始非学医之一助也。

司马温公曰：达则为良相，不达为良医。岂非君子之道乎？然吾固不敢以君子自居，亦不敢以庸愚待人。但愿高明君子能鉴余之苦心，共相指摘^⑤，以匡其所不逮，是则余之所深望也夫。

同治甲子仲春邺东洹左梧轩郭玉柱自序

扫码获取
· 本书音频
· 视频微课
· 妇科歌诀

9

---

① 鄙俚：粗俗；浅陋。

② 蕴奥：精深的涵义。

③ 玩绎：玩味探求。

④ 厥旨：主旨，主题。

⑤ 指摘：指责，指出错误，给予批评。

一、妇人总论

　　夫妇人乃众阴所集，如德性柔良，荣卫调和，诸病无由而生。否若逆妬^①险恶，气血失调，百病生焉。《经》云：二七而天癸至，冲任脉盛也，月事以时，交感则有子矣^②。天癸者，天一生水也。何谓月经？月者阴也，经者经络也。

　　余尝考古论，过期而行经者，血寒也；未期而先行者，血热也；经行作痛者，气滞也；来后或痛者，气虚也。其色紫者为风，黑者为热，淡者多痰，如烟尘水者血不足也，是乃言其初病之大略耳。若病以变症多端，不可不辨。有气滞血凝而过期者，有阴虚血枯而过期者，亦尽指为寒乎？有暴怒伤肝而先期者，有气虚下陷而先期者，可直指为热乎？有

---

① 妬（dù 杜）：同"妒"。

② 二七而天癸至……交感则有子矣：据《黄帝内经》，为"二七而天癸至，任脉通，太冲脉盛，月事以时下，故有子"。

虚寒而色淡者，有血短而色鲜者，经以不调，变为紫黑成块者，亦可指为痰为热耶。且无论虚实寒热，一有不调，每作腹痛，岂可执一而论？全在临症而证之耳。

望闻问切，医者之首务也。圣人不能舍此以为法，况后学者乎？是乃望人之肥瘦①，闻气之盛衰，问其饮食、二便，切其六部脉息。假如少妇得病，必使老妪传问，切莫自作聪明。恒念性命所关，然后用药施治，可以无大过矣。每见庸医临症，草草诊脉，辄言尽知病源，岂非欺世盗名者乎？且妇人善怀②，有等罔尊凌卑③、饮食自私之妇，讳疾忌医，病则曰气。俗医④信口逢迎："必须顺气。"殊不知，顺气则损气。夫冲脉者，气也；任脉者，血也。气升则升，气降则降；血随气行，永无暂息。若独耗

---

① 肥瘦：今指人作"胖瘦"。

② 善怀：指多忧思。

③ 罔尊凌卑：凌犯尊长，欺压卑幼。

④ 俗医：指庸医，医道平庸的医生。

其气，血无所施，正气既虚，邪气必胜，故百病生焉，其经安得调乎？且心生血，脾统之。养其心则血生，实其脾则血足，正气胜，血自行矣，此调经之要法也。宜戒暴怒，莫损于冲任；远色欲，莫损于血海。

余考产后一科，胎前用药宜温暖培养，于理最当。否若见热便用大凉，见寒便用大热，断不可也。即大补大泻之剂，更莫妄投，恐一损双伤也。医误之咎，莫甚于此。殊不知姙①孕如天地之孕物，阴阳和合，人物俱生；阴阳偏胜，岂得孕乎？譬如瓜果值水旱不调，花实脱落。故立秋十八日后，寸草不结，寒不发生也。

余每治新产月里，用和缓之剂，使血得以流通，其恶露自尽，故无后患耳。人子受胎，虽系阳精所得，寔②赖母血而成，亦若瓜果赖枝叶所荫也。妇人终十月而产者，即瓜果蒂悬脱壳之意。若时令感冒，治则随手而愈。间有失珍，重者不满十月而胎

---

① 姙（rèn 认）：同"妊"。

② 寔（shí 石）：同"实"。

堕者，犹若瓜果枝蔓有所伤也，胞系腐烂，胎始堕落，故此得病则难愈矣。昔人谓小产重于大产者，此也。妇人新产，荣卫俱虚，腠理不密，或冒风寒，或伤饮食，或恶露不通，或血行过度，四者俱病寒热腹痛。产后半月之前，断不可用大凉大散之剂，恐胃气转伤，无能为矣。半月以里，虽治内外之邪，亦当兼行血气；如半月以后，若有杂症，不可偏执。产后一门，治疗又当从各门类推求，庶不致有指鹿为马之悮①也。

二、用药论

济人之道，莫先于医；疗病之功，莫先于药。先儒云：良医如良相，用药如用兵。诚哉！是言也。其所以曰就曰下者，无人考证故也。余谓妇人胎产之病，较之别门杂症，干系②尤重，以其非关一人

① 悮（wù 务）：同"误"。
② 干系：指牵涉责任的关系。

之性命也。因此专意留心于妇科，详论胎产之失，治业经数十年，始悟胎产病不易用药也。

庸医泥用成方，不辨药性，然则识字者皆医耶？况人生禀受①不同，老幼强弱亦殊。至若临症诊脉，论病下药，是又言难传而形难图②，惟智者临时变通耳。庸医用药，不论禁忌，大可畏也。如独味专攻取捷快，数般相制见劲③迟。有相配合者，有相畏忌者，有相恶者，有相反者；有独味本无毒，二味合成毒药者。诚能识性知机④，用若通神⑤，方能取劲于俄顷耳。否若相反或畏忌交参，以成荼毒⑥，名曰救人，实则杀人，岂不大可畏哉？

况胎产门之用药，尤为谨慎之至者也。如产前

① 禀受：指受于自然的体性或气质。

② 图：绘，画。

③ 劲：同"效"。

④ 知机：同"知几"，谓有预见，看出事物发生变化的隐微征兆。

⑤ 通神：通于神灵。形容本领极大，才能非凡。

⑥ 荼毒：荼，一种苦菜；毒，螫人之虫。比喻毒害、残害。

用药不妥，轻则堕胎，重则母子俱伤。产后用药不妥，轻则遗留后患，重则母子俱亡。可不慎哉？必须洞明药性，练达精敏①，恒期不悖于古，又不敢株守成见。即如戴公，深明医道，以及官亲师爷，无非翰林进士、科拔岁贡，且署中医书满案，诸公熟读烂记，其所以用药不效者，岂非拘执成方之误耶？

三、调经方论

论古方以四物汤为调经之主，乃千古不易之方，诚②妇科血分中之要药也。且古人立方义理渊深③，领会不易，今人何能及哉？然古人之方，即古人之法也，必有精意④存于其中。今人不解古方精意而

---

① 精敏：精细敏捷。

② 诚：实在，的确。

③ 渊深：深邃，深厚。

④ 精意：精深的意旨。

执用之，是执方而昧^①法也。

妇科诸症方脉与男子无异，惟经带崩漏胎产等病不同。若本冲任虚损，经水失调，别无标病^②，而胃强能食者，用熟四物汤有王道之义存焉。犹当论症加减，勿拘成方可也。奈何今人无论阴阳表里，虚实寒热，室女^③妇人，胎前产后，一云妇病，辄用四物汤为主，若是以为排场，牢不可破。每见脾虚胃寒之人，遽^④服熟地、当归，取效者甚少；腻膈滑肠，不食而死者多矣。脾胃乃后天之根本，若脾胃不和，饮食少进而能调经者，难矣。

四物汤固血分中之首领，然投机应病全在用者之变通耳。其归、芎者，血中之气药也；芍、地者，血中之血药也。如阴虚盗汗，烦燥^⑤发渴，血枯胃

① 昧：糊涂，头脑不清。
② 标病：病症的可见症状。
③ 室女：指未婚女子。
④ 遽（jù巨）：匆忙，急。
⑤ 烦燥：同"烦躁"，下同。

热者，而能食者，宜用芍、地，恶用归、芎。如胃寒凝滞，胀闷不食，气不运化，血何能调？又宜用归、芎，恶用芍、地。

庸医治妇病，浑用当归为首，究竟未明用之之法。其归首生血止血者也，归身养血者也，全归活血者也，归尾破血者也。若固胎止漏，则必用归首；积血痞块，必用归尾；滋阴养血，必用归身；逐瘀生新，必用全归。即如泄泻症，当归断不可用，虽用土炒，终非善法，不可不知。或谓原只一味，何必粘匕絮烦^①？殊不知，毫厘之隔，千里之谬也。即如麻黄，本发汗之魁，而根却偏能止汗；酸枣仁熟用治不睡，而生用却偏治多睡。然则非一味药乎？先贤云：方者一定之法，法不一定之方。真是至理明言^②。

论此方调益荣卫，滋养气血，治冲任虚损，

---

① 絮烦：因过多或重复而感到厌烦。

② 明言：明著之言，明白的话。与至理搭配，今作"至理名言"。

月水不调，脐腹疼痛，崩中漏下，一切血虚本病，是要别无时令杂症者宜。

四物汤

当归身（酒洗）　川芎、熟地、白芍（酒炒，各二钱）

上剉一剂，水煎温服，随症加减。

如胃寒不食，脾虚泄泻，食积痰火，时行感冒，凡有标病者，不可执用。总之，善用以不泥为妙，或因病加减为丸，治血虚缓病，诚调经方中之圣药也。

扫码获取
· 本书音频
· 视频微课
· 妇科歌诀

四、调经方论实症

论经候将来，阵阵作痛，乍痛乍止，乃气血凝滞而不和也，是属有余之症。宜：

当归（酒洗，三钱）　川芎（二钱）　赤芍（二钱）　生地（酒洗，二钱）　香附（醋炒，二钱）桃仁（去皮炒，钱半）　元胡（二钱）　红花（一

钱） 牡丹皮（钱半） 莪术（一钱） 陈皮（钱半）
甘草（八分）

上剉一剂，水煎温服。

论经水常不及期而行者，壮人多是血热。宜：

当归身（二钱） 白芍（生，一钱） 生地（二
钱） 黑栀子（钱半） 酒芩（钱半） 酒炒黄连（一
钱） 茯苓（三钱） 地骨皮（二钱） 牡丹皮（钱
半） 香附（钱半） 知母（二钱） 甘草（八分）

上剉，水煎服。

腹痛加元胡二钱，去茯苓；口干加花粉二钱。

论经水过期而紫黑成块者，多作腹痛，是乃
气血不和，郁久[①]而生热也。方宜：

全当归（三钱） 川芎（二钱） 白芍（酒
炒，二钱） 炒生地（二钱） 香附（醋炒，二
钱） 元胡（二钱） 酒黄芩（钱[②]） 陈皮（钱半）

———————————

① 久（jiǔ 久）：同"久"。

② 钱：原书作者用药剂量为一钱时，常省略为"钱"，
下同。

牡丹皮（钱半）　红花（八分）　黑栀子（钱半）
甘草（一钱）

上剉一剂，水煎服。

论行经忽着气恼[1]，患心腹腰胁疼痛，或手足筋痛，乃气滞瘀血作痛也。宜用：

当归尾（一钱）　赤芍（二钱）　川芎（钱半）
青皮（钱半）　桃仁（钱半）　红花（一钱）　元胡（二钱）　香附（三钱）　三棱（钱半）　莪术（钱半）
木香（八分）　牛膝（钱半）

上剉一剂，用黄酒一盅，水煎温服。

论经行或着气恼，或受寒凉，数月不行，心腹疼痛，经年不愈，渐作条块。宜用：

七制香附丸，水酒各半引（方见经验丸散本，又见后经闭论）。

论妇人女子经信[2]愆期[3]，以致逆行鼻衄，错

---

① 气恼：生气，恼怒。

② 经信：月经。

③ 愆（qiān 千）期：误期。

血妄行，此气盛血燥有余之象。治宜：

当归（三钱）　白芍（生，三钱）　生地（二钱）
川芎（一钱）　桃仁（炒，一钱）　山栀子（二钱）
川大黄（酒炒，三钱）　牛膝（二钱）　酒芩（钱半）
甘草（八分）

上剉一剂，童便一盅，水煎温服。

论行经时，忽受大寒或着冷水，积成血块，
心腹疼痛者。方宜：

当归尾（三钱）　川芎（二钱）　红花（一钱）
桃仁（炒，二钱）　香附（三钱）　元胡（二钱）
三棱（钱半）　莪术（钱半）　肉桂（钱半）　吴
萸（钱半）　炮姜（钱半）　木香（八分）

上剉一剂，姜三片，黄酒一盅，水煎热服。

如呕吐不食，加砂仁一钱，去归尾。

论经水常过期，色淡，饮食减少，乃脾胃不
和而生痰也。治宜：

苍术（炒，二钱）　陈皮（二钱）　厚朴（钱半）
茯苓（二钱）　半夏（姜制，二钱）　香附（二钱）

砂仁（炒，钱半）　当归（二钱）　川芎（钱半）

枳壳（麸炒，钱半）　炮姜（一钱）　炙草（八分）

上剉一剂，姜三片，枣二枚，水煎热服。

五、调经方论虚症

论经水常过期，色淡，体肥便溏者，乃中气不足，脾虚生痰，而阻塞升降也。方用：

林参[1]（三钱）　黄芪（炙，二钱）　茯苓（二钱）　白术（土炒，二钱）　陈皮（钱半）　半夏（制，二钱）　炮姜（一钱）　香附（二钱）　山药（炒，二钱）　莲肉（二钱）　神曲（炒，二钱）　炙草（一钱）

上剉一剂，姜三片，枣二枚，水煎服。不食加砂仁八分。

论经水常过期而来，瘦人多是血少，烦燥口干，

[1]　林参：即野山参。

大便不润者。宜：

当归（三钱）　白芍（生，三钱）　熟地（三钱）　川芎（钱半）　桃仁（炒，钱半）　丹参（三钱）　丹皮（二钱）　牛膝（二钱）　红花（八分）甘草（八分）

上剉一剂，童便一盅，水煎服。盗汗加龟板，不食加枳壳。

论妇人经行过多，五心烦热，日晡潮热^①。宜：

当归首（二钱）　白芍（生，二钱）　生地炭（二钱）　黑栀子（钱半）　地骨皮（二钱）　麦冬（去心，二钱）　茯神（二钱）　枣仁（炒，钱半）　炒黄连（八分）　甘草（八分）　阿胶珠（钱半）　益母草（二钱）　灯心^②（三十寸）

①　日晡潮热：指感于伤寒兼有阳明腑实证者，下午3—5时阳明经气旺引起胃肠燥热内结，正邪斗争剧烈，发热明显。

②　灯心：古时多用灯心草作灯心，此处应为"灯心草"，下同。

上剉一剂，童便一盅，水煎温服。

论妇人经脉不调，或前或后，腹疼腰痛，赤白带下，多年不愈，不能受孕，此乃虚实兼杂，难求速效。宜：

调经百子丸，每服百丸，空心白煎水送下，久服必受孕。

调经百子丸方（此丸最效，故载之）：

香附（酒炒，二两）　白芍（酒炒，二两）艾叶（一两）　益母草（三两）　砂仁（七钱）阿胶珠（二两）　川芎（二两）　元胡（一两）生地（三两）　白术（土炒，二两）　当归（二两）茯苓（二两）　小茴香（一两）　陈皮（一两半）牛膝（二两）　牡丹皮（一两半）　酒芩（一两）泽兰（一两）　续断（二两）　木香（二钱）　大熟地（三两）

上药共为细末，用陈石榴煮水打面糊为丸，如梧桐子大，每服百丸，早晚空心用淡醋汤送下。

论妇人身体虚败，经水淋沥不止，或下黑水，面色青黄，四肢困倦，头晕眼花；或天癸已绝，五十岁以后复来不断者，乃气虚血燥，脾亏不能统血也。宜：

茯神（三钱） 熟地炭（二钱） 枣仁（炒，钱半）白术（土炒，二钱） 当归首（二钱） 白芍（酒炒，二钱） 阿胶珠（钱半） 麦冬（去心，二钱）远志（钱半） 甘草（八分） 黄芪（生，二钱）地骨皮（二钱） 灯心（三十寸）

上剉一剂，童便一盅，水煎服。泄泻去当归加人参。腹痛加黑蒲黄一钱。不食加陈皮一钱、砂仁五分。

六、经闭方脉论

· 本书音频
· 视频微课
· 妇科歌诀

扫码获取

女人尺脉常胜，而右手大者，皆其常也。若尺脉微涩而断，或肝脉沉急者，皆经闭不调之候也，当辨其虚实不同。有枯闭不行者，有或前或后者，有紫黑成块者，有色淡者，有色鲜者，有作痛者，宜审而治之。

论妇女经闭不通，腹中积块，攻注刺疼。宜用：

归尾（二钱）　赤芍（二钱）　青皮（钱半）三棱（钱半）　莪术（钱半）　香附（三钱）　乌药（钱半）　官桂（一钱）　苏木（钱半）　红花（八分）元胡（钱半）　甘草（八分）

上剉一剂，黄酒一盅，水煎服。

或服破血紫金丹亦效，或服七制香附丸，俱有殊效，然此为有余之症设。若遇虚症，断不可用。

破血紫金丹方

川大黄（八两）　三棱（二两）　莪术（二两）僵蚕（二两）　红花（二两）

上药共为细末，黄酒、醋打面糊为丸，如梧桐子大，每服百丸，早起空心白煎水送下。

七制香附丸方

香附（七两，用酒、醋、蜜、盐、童便、姜、甘草各浸一两，晒干）　当归（一两）　川芎（五钱）杭芍（酒炒，五钱）　生地（五钱）　乌药（三钱）

元胡（五钱）　青皮（五钱）　陈皮（五钱）　丹皮（五钱）　木香（三钱）　三棱（五钱）　莪术（五钱）　红花（三钱）　柴胡（三钱）

上药共为细末，醋打面糊为丸，如梧桐子大，每服百丸，早晚空心白煎水送下。

治妇女血癥^①作痛，脐下胀满，月经不行，发热倦怠。

香附（酒炒，五两）　艾叶（醋炒，一两）当归（二两）　川芎（五钱）　赤芍（五钱）　生地（一两）　桃仁（炒，五钱）　红花（五钱）　干漆（煅，五钱）　三棱（五钱）　莪术（五钱）

上为细末，醋打神曲面糊为丸，如梧桐子大，每服八十丸，临卧用淡醋汤送下。

论妇女经闭不通，鼻衄出血不止。宜用：

当归（二钱）　白芍（生，二钱）　生地（二钱）知母（二钱）　黄柏（盐炒，一钱）桃仁（炒，钱半）丹皮（钱半）　侧柏叶（炒黑，二钱）　黑栀子（钱

_____

① 血癥：病证名，因瘀血聚积所生的有形肿块。

27

半）　茅根（二钱）　大黄（酒浸，三钱）　酒芩（钱半）　怀牛膝（钱半）

水煎，温服即止。

论室女经血至期不行。宜用：

当归（二钱）　川芎（钱半）　赤芍（二钱）生地（二钱）　泽兰（钱半）　丹皮（一钱）　牛膝（钱半）　蒲黄（生，一钱）　桂心（七分）　红花（一钱）　香附（二钱）　枳壳（钱半）　甘草（九分）

水煎服。

治室女经闭，久则发热咳嗽，日渐虚弱。宜用：

当归（二钱）　白芍（二钱）　生地（钱半）茯苓（二钱）　陈皮（钱半）　半夏（钱半）　香附（二钱）　麦冬（去心，二钱）　丹皮（钱半）　知母（二钱）　贝母（二钱）　柴胡（炒，八分）

上剉，水煎服。

泄泻去当归、生地，加丹参二钱、白术（土炒）钱半。

论妇人经闭八个月，肚腹渐大，面色青黄，服

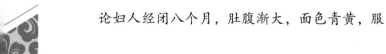

胎症药不效。邀余诊其脉，沉涩而伏，此气郁不舒，肝尅^①脾胃，不能传化，脾血两虚之症，非胎也。伊不信，仍服保胎药，不应。余用归脾汤、逍遥散之类，服二十余剂，诸症稍退。彼欲速效，别^②服通经丸。一服下血，昏乱自汗，恶寒，手足厥冷，呕吐不食。余用四君子汤加炮姜，服二剂渐安，又用十全大补汤五十余剂，痊愈。

一妇性沉多虑，月经不行，胀满食少，吞酸吐水，此乃脾虚胃寒之症。余以补中益气汤加香附、砂仁、炮姜服二剂，胃和食进。更以六君子汤加归芎丹参酒，芍、姜、枣，煎数剂，脾胃健而经行矣。

一妇人因劳役过度，内热烦渴，肌肉消瘦，月经不行。此胃火消烁^③阴血之症。余以逍遥散，重用丹皮、黑栀子，服二剂，以清胃热；用八珍汤加远志、枣仁，服二十余剂，冲任脉胜而经自行矣。

---

① 尅：同"克"。

② 别：另外。

③ 消烁：亦作"消铄"，消耗，消磨。

七、崩漏论

论妇人漏下恶血，或暴崩下血数升不止，或下水浆者，皆由劳伤冲任，气血亏损故也。冲任为经血之海，起于手太阳、手少阴二经，上为乳汁，下为月经。妇人经脉调和，则月水依时而下。若劳伤冲任，气虚不能制血，则非时而下，淋沥不断，谓之漏下。何能受孕？宜急治之。方用：

黄芪（炙，二钱）　林参（三钱）　白术（土炒，二钱）　归首（二钱）　白芍（酒炒，二钱）熟地（二钱）　香附（炒黑，钱半）　川芎（五分）黑蒲黄（一钱）　黑地榆（钱半）　阿胶珠（钱半）炙升麻（三分）

上剉一剂，水煎温服。不食加砂仁，便溏去当归。

治妇人忽然下血过多，形壮未虚者，宜用：

樗根皮[①]（蜜炙，五钱）　白芍（酒炒，五钱）龟板（醋炙，四钱）　黄柏（炒黑，钱半）　香附（炒

---

① 樗（chū出）根皮：又名樗白皮，即臭椿根皮。

黑，钱半）

上剉一剂，水煎温服。

治妇人崩漏，气血虚而兼热者，宜用：

当归首（二钱）　白芍（生，二钱）　生黄芪（二钱）　林参（二钱）　生地炭（钱半）　白术（土炒，钱半）　阿胶珠（钱半）　黑蒲黄（钱）　黑地榆（钱半）　黑栀子（钱半）　炙草（八分）

上剉一剂，水煎温服。

治妇人崩漏，下血过多，心神恍惚，战栗^①虚晕。宜：

黄芪（炙，三钱）　林参（三钱）　酒芍（二钱）归首（二钱）　白术（土炒，钱半）　熟地（二钱）远志（钱半）　枣仁（炒，二钱）　黑地榆（钱半）炙草（五分）

上剉一剂，水煎服。

如虚极发昏，口噤眼斜，不省人事者，急用铁

31

──────────
① 战栗：发抖。

器烧红入醋碗内，沸起醋气，薰①入口鼻，自然甦②醒，此最妙之法也。

八、带下论

论妇人带下脉紧者必腹痛，数者则阴痒，漏下日久，脉浮者难治。妇人下白而不稠者，名曰白淫。与男子白浊同系相火③湿热，龙雷之扰④而不澄清，然目治宜清补为主。方用：

樗根皮（蜜炙，三钱） 当归（二钱） 白芍（生，二钱） 香附（钱半） 黄柏（炒，八分） 盐知母（二钱） 牡蛎（煅，二钱） 龙骨（煅，一钱）

① 薰：同"熏"。

② 甦：同"苏"。

③ 相火：和"君火"（心火）相对而言，一般指肝肾的相火。

④ 龙雷之扰：常谓"龙雷之火"，龙火，指肾火；雷火，指肝火。此处指肝肾之火的袭扰。

地骨皮（二钱）　甘草（八分）　麦冬（去心，三钱）
莲须（钱半）

上剉一剂，水煎服。日久不止，即服止带四神丸，
最效。

止带四神丸方

当归（二两）　川芎（二两）　白术（土炒，
二两）　山药（炒，二两）　香附（一两）　杜仲（炒
黑，二两）　牡蛎（煅，二两）　补骨脂（炒，二两）
续断（二两）　樗根皮（蜜炙，二两）　青黛（一两）

上共为细末，炼蜜为丸，如桐子大，每服百丸，
米汤下。

其下赤白稠黏者，谓之带下。与男子遗精同
属于心胞，系于臀间，络于带脉，通于任脉。白
带日久，骨损髓枯，治宜大培气血，此乃百世不
易之法。宜：

黄芪（炙，一钱）　林参（二钱）　归身（二
钱）　茯苓（二钱）　龙眼肉（钱半）　莲须（钱半）
山药（炒，二钱）　杜仲（炒黑，钱半）　骨碎补（钱

半）　巴吉①（钱半）　黄柏（八分）　甘草（八分）

上剉，加石榴皮一片，水煎服。

妇人赤白带下，或崩漏下血，或屡经小产，不能受孕，一切不足之症，皆有殊效。方用：

怀山药(炒，二钱）　巴戟天（二钱）　山萸肉(二钱）　黄芪（炙，二钱）　林参（二钱）　小茴香（炒，一钱）　补骨脂（炒，钱半）　莲肉（二钱）　当归（二钱）　酒芍（二钱）　白石脂（煅，钱半）　大熟地（二钱）　川芎（二钱）

上合五剂为细末，炼蜜丸，桐子大，每服百丸，淡盐汤下。

九、妊娠方脉论

论男女气血调和，阳施阴化，乃谓有子。诊手少阴脉动甚者，妊子也。三部脉浮沉相等，按之

---

① 巴吉：即巴戟天。

不绝者，有孕也。左手沉实为男，右手沉实为女。两手沉实双男，两手浮大双女。妊娠一月名曰始形，二月曰始膏，三月始胎[①]。妊娠脉滑大，重按之则散者，胎已三月也，以前不足以上脉。即如妇人胎前产后，虽奇病百出，究其本源，仍不出统论范围之中。余尝治孕妇之病所，经验平稳屡效者，一十六方[②]俱载于下。然亦不可执泥[③]，必临症而证之，然后用之可也。

论妇人经血不行，难明有无胎孕。即用：

川芎（一钱），为末，空心用艾叶煎汤调下，觉腹内动则有胎，不动无胎。名验胎散。

论妇人受孕之后，胎气上攻，呕吐恶心，胀

---

① 妊娠一月名曰始形……三月始胎：出自宋代赵佶编撰的《圣济总录》。

② 一十六方：据后文，应为一十五方。

③ 执泥：固执，拘泥。

满不食，名曰恶阻^①。方用：

　　当归首（二钱）　白芍（生，二钱）　陈皮（钱半）
砂仁（五分）　枳壳（麸炒，钱半）　藿香梗（钱半）
川厚朴（钱半）　知母肉（钱半）　竹茹（一钱）
甘草（八分）　大腹皮（洗，一钱）　苏梗（钱半）

　　上剉，姜水煎服。如用半夏，必须油炒，不然
损胎。此方屡经屡验。

　　论转胞^②，谓妇人受孕，不得小便，此胎长逼
近于胞也。方用：

　　冬葵子（三钱）　麦冬（去心，三钱）　赤茯苓（三
钱）　泽泻（二钱）　山栀子（钱半）　大腹皮（洗，
钱半）　木通（钱半）　甘草（八分）　淡竹叶（十
片）

---

①　恶阻：又名子病、病儿等。即妊娠早期，恶心、呕
　　吐不食，恶闻食气，食入即吐。其主要由于胎气上逆、
　　胃失和降所致。

②　转胞：指妊娠期间小便不通，甚至小腹胀急疼痛，
　　心烦不得卧，痛苦不堪。

上剉一剂，水煎温服。

论胎漏下血，胎动不安，属气血虚而有热也。
宜：

黄芪（生，二钱）　熟地（二钱）　阿胶珠（钱半）
白芍（生，二钱）　白术（土炒，钱半）　杜仲（炒黑，
二钱）　续断（钱半）　归首（二钱）　地骨皮（钱半）
炒升麻（一钱）　黑栀子（钱半）　甘草（五分）

童便一盅，水煎服。

论堕胎、小产、滑胎。其受孕三四月内，谓堕胎；
六七月内，谓小产；常常堕胎、小产者，谓之滑胎，
不可一概而论。盖三者病势虽同，而病源不同，
即用药亦必有轻重较量。恐毫厘之隔，千里之谬也。

论妇人每受孕，三月必堕。若少年形壮，脉
浮大而涩者，气虚血燥也。盖孕至三月，属于相火，
所以易堕，火能消物故也。方用：

黄芪（生，二钱）　白芍（生，二钱）　白术（土炒，
钱半）　归首（二钱）　条芩（钱半）　知母肉（二
钱）　阿胶珠（钱半）　黑栀子（钱半）　陈皮（钱

半）　地骨皮（钱半）　甘草（八分）

上剉一剂，水煎服。如脾胃不和者，加枳壳（麸炒）钱半、砂仁五分，去胶珠①、知母；口干加麦冬（去心）二钱。

论妇人胎动，因跌仆②子死腹中，疼痛不已；恶露不下，口噤欲死；以及难产，或胞衣不下；产后血晕，不省人事；血入心经，语言颠倒，如见鬼神。凡一切狼狈垂危等症，俱有殊效，方名佛手散。即：

全当归（酒洗，一两）　川芎（五钱）　黄酒（一盅）

水煎服。此方一服，若子死腹中，即便逐下；若腹痛，随止，保母子俱安。若面赤舌青，母活子死；面青舌赤，则子活母死；面舌俱青，母子皆亡，俱有准验。

论胎动出血，产门疼痛难忍者。治宜用：

---

① 胶珠：应为"阿胶珠"。

② 跌仆：亦作"跌扑"，跌倒，摔跟头。

川黄连为细末，黄酒调下，二钱，痛去血止，经验方。

治半产[①]，谓妇人怀孕，气血虚弱，不能荣养，以致数月而堕，此冲任亏损而然，此方预防堕胎。宜：

林参（二钱）　黄芪（蜜炙，二钱）　熟地（二钱）白术（土炒，钱半）　当归首（二钱）　白芍（酒炒，一钱）　续断（钱半）　黑杜仲（二钱）　阿胶珠（钱半）　陈皮（钱半）　酸枣仁（炒，钱半）　炙草（八分）

上剉，水煎服。此方原为虚症而设，若有实症，又当随症加减。

治妇人受孕腹痛，胎肥胀闷，不思饮食。方用：

当归首（二钱）　白芍（酒炒，二钱）　乳香（去油，钱半）　没药（去油，钱半）　艾叶（炒，八分）陈皮（钱半）　厚朴（钱半）　枳壳（麸炒，钱半）

---

① 半产：流产，通称小产或小月。

大腹皮（洗，钱半）　苏梗（钱半）　砂仁（八分）
甘草（钱）

上剉，水煎温服。

治孕妇下痢赤白，腹中疼痛。方用：

归身（三钱）　酒芍（三钱）　茯苓（二钱）
香附（炒黑，钱半）　广木香（五分）　槟榔（钱半）
陈皮（钱半）　枳壳（麸炒，钱半）　条芩（钱半）
甘草（钱半）　姜炒黄连（五分）

水煎服。痛甚有寒者，去芩、连，加炒艾叶八分、
姜炭五分。

治孕妇泄泻，肠鸣腹痛，肢体浮肿，属虚寒者。
宜：

林参（三钱）　白术（土炒，二钱）　茯苓（二
钱）　粟壳（炙，钱）　山药（炒，二钱）　黄芪（炙，
二钱）　五味子（八分）　姜炭（五分）　诃子肉
（煨，钱半）　陈皮（钱）　肉豆蔻（面煨，八分）
炙草（八分）

上剉一剂，姜三片，枣二枚，水煎服。如泻久

亡阴，烦渴口干，属虚热者，去肉蔻、姜炭，加酒芍二钱、乌梅一个，此方经验奇效非常。

治孕妇咳嗽吐痰，气喘满闷。方宜：

紫菀（二钱）　百合（二钱）　前胡（钱半）桔梗（蜜炙，二钱）　桑白皮（蜜炙，二钱）　川贝母（二钱）　白茯苓（二钱）　陈皮（钱半）枳壳（麸炒，钱半）　甘草（八分）　知母肉（二钱）半夏（钱半，必须油炒，不然损胎）

上剉一剂，姜三片，水煎服。

如烦燥口干吐红者，即用原方去陈皮、半夏，加天冬二钱、麦冬（去心）二钱，童便一盅，水煎服。

治孕妇疟疾，寒热相等者。宜用：

当归身（二钱）　白芍（酒炒，二钱）　茯苓（二钱）　青皮（钱半）　陈皮（钱半）　常山（钱半）槟榔（钱半）　知母肉（二钱）　川贝母（二钱）甘草（八分）　苏梗（钱半）　乌梅（一钱）

上剉，姜三片，水煎。露一宿，临发前两个时辰温服。

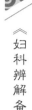

如久疟体虚者，去槟榔、常山、苏梗，加何首乌（蒸）二钱，林参二钱、白术（土炒）钱半，姜三片，枣二枚，水煎，照前法温服最效。

治孕妇忽然跌仆，口噤吐沫，不省人事，形壮者。宜：

归身（二钱）　炒川芎（钱）　酒芍（二钱）

炒枣仁（二钱）　大生地（二钱）　茯神（二钱）

陈皮（钱半）　油炒半夏（钱半）　竹茹（钱）

甘草（八分）　菖蒲（二钱）　远志（钱半）　麦冬（去心，二钱）

姜水煎服。

治孕妇遗尿失禁。方用：

白薇（钱半）　白芍（酒炒，钱半）

为细末，酒调，日二服，效。

注：以前所论诸方，乃妇人受病之常，即用药亦平安。经验良方非有奇术异论，所谓王道者也。然亦不可执用，必临症审察，随病加减，不致错误可也。

论孕妇方中多用当归，以其能养血固胎者也。如大便溏泻，或胃热干呕，俱不可用。

论孕妇古方多用川芎，未为尽善。如气虚血燥，难免胎动不安。若便溏自汗，干呕恶心，归、芎俱不可用。以其油性，且属血中之气药，恐发汗滑肠，引虚热熏胃而作呕。此最易犯，故详载之。

论孕妇患伤寒症传里，或春温变为热症，甚至时行瘟疫，病即舌如积粉，须臾变黄，一日不治，则舌变为黑矣。此乃大恶之候，危在旦夕，岂容停缓？当此之际，下药如斩关夺锁，必须有识有胆，决断无疑。除孕妇忌用外，如芩、连、栀、柏、石膏之类，儘^①可重用。即重用大黄，只要符病，全不碍胎。然虽寒症，桂、附不可径投。若产后，则又当别论。总之，产前不宜大热，产后不宜大凉。

凡孕妇禁忌之药，三十二味，开于后，最关要紧，不可不慎：

---

① 儘（jǐn 仅）：同"尽"。

斑蝥、红娘①、水蛭、虻虫、乌头、附子、大戟、
芫花、肉桂、巴豆、牵牛、三棱、莪术、桃仁、红花、
雄黄、通草、蒲黄、牛膝、车前子、瞿麦、朴硝、
干漆、槐花、蜈蚣、马鞭草、牙皂、干姜、硇砂、
麝香、代赭石、南星。

又孕妇气血大虚之人，下药犹当避忌者，
一十二味。然与前所禁忌不同。若气血壮旺之人，
病势当用者，不必泥而不用，以其最易犯，故载之：

丹参、苏木、泽兰、薏米、滑石、木通、元胡、
茜草、萹蓄、香附、川芎、半夏（油炒者顾可）。

十、产育论

论胎产横逆，多出于富家，身懒性骄之过，

----

① 红娘：即中药红娘子，为蝉科昆虫红娘子的干燥全虫，
　　具有攻毒、通瘀、破积的功效。

懒则气血不和，骄则不能忍耐。俱因坐草^①太早，努力过甚，逼迫儿身不能自转。先露脚，谓之逆；先露手，谓之横。凡遇此，须年高有德之稳婆^②，用小小绣花针于儿手足心轻轻一点，儿觉痛，趁势缓缓送回，令产妇高枕困睡片时，即服活命芎归汤，即龟板汤：

全当归（二两） 川芎（五钱） 龟板（醋炙，四钱） 妇发灰（七分）

如发灰即时不凑，余以原方加怀牛膝（酒炒）三钱、黄酒一盅，水煎服。此方百发百中，可称神效。若元气大虚，加人参一钱，否则不必。

治死胎不下，余用独味丹参四两、黄酒一茶盅、水三大碗，浓煎频服，即下。气虚加人参一钱，更妙。

治横生逆产，须臾不救，母子俱亡，势将垂危。用：

45

———————————

① 坐草：为临产之别名，出自《经效产宝》卷上，因古代产妇临产时，或坐于草蓐上分娩，故名。

② 稳婆：指旧时民间以替产妇接生为业的人。

蛇蜕（二条）　蝉蜕（十四个）　妇人发灰（七分）

上为细末，分作二服，温酒调下，须臾再进一服，即下。

治胞衣不下，或死胎不下，急服活命芎归汤，霎时即下，真神效良方也。

论古方治胞衣不下，用平胃散加朴硝五钱，煎服。余谓朴硝性最猛烈，伤脾损肾。若形壮之人忽被磕撞，死胎不下，此方少可；如气血亏损，不能荣养，子死腹中，此方断不可用，恐遗后患，难以调治。

治盘肠生①，谓未产时，肠先下不收。方用：红蓖麻子仁五十个，捣烂贴顶心②，内服补中

① 盘肠生：产科学名词，见《张氏医通》卷十，又名推肠生、蟠肠生、盘肠献花、盘肠产、催肠生等。古人认为产母平日气虚，临产时怒挣，浑身气血下注，以致肠随儿下，儿娩出后肠仍不收。相当于临产时，产妇直肠脱出。

② 顶心：指头顶的中央。

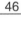

益气汤，效。

论妇人交骨^①不开，产门不闭，皆气血虚弱不能运达而然，宜服活命芎归汤、补中益气汤加减治之，俱效。

如惟产门不闭，乃气血大虚之症，急服十全大补汤可也。至于俗巫讹传单方，不可妄用，恐致有损。

十一、生产妙诀十六歌

受胎歌

受胎第一要经调，行尽经时正好交。胎热胎寒皆不受，贪欢纵欲亦难招。

月经不调不能受胎，经期过后受胎之时。胞即受胎之处，又称子宫，或热或寒皆不能受胎。

---

① 交骨：耻骨。

保胎歌

胎后分房养自专，内调外谨保胎安。戒除煎炒防胎热，好睡贪闲生产难。

受胎男女分房而宿，内莫性躁，外防跌仆，皆能伤胎。凡小儿口眼疮疫，皆胎前热毒。动动血活，安逸血滞，受孕之后宜动易产。

胎前禁忌歌

受胎起居要端详，举重搬敲胎便伤。犯此安胎无别法，腐皮油煮食多张。

跌仆磕撞，犯则伤胎。勿强力举重，莫敲打响器。若犯胎动，多用油水煮豆腐皮食之，或照所列安胎方服之。

临产歌

时当生产要安详，腹内初疼且莫忙。你睡缓行胎自转，人声嘈杂莫居房。

当产之先，自要安稳，不可听无知稳婆心促意乱。且缓行仰睡，不可屈腰，恐胎难转身。免人声嘈，安心静待。

误认产期歌

从来足月乃全胎，误把闲疼作产猜。可怜未满娘怀子，强从胎中逼出来。

古今十个月为全胎，未足月是闲疼，不可抱腰擦肚。临盆用力，又被造孽稳婆要算一回生意，好受谢礼。故逼迫太甚，母子俱伤，可怜。

辨是产非产歌

49

未足月疼名试胎[①]，痛而复止弄胎来。两般不足真生产，且自安心莫乱催。

————————————

① 试胎：一般指弄胎，意思是指妇女怀孕足月腹痛或作或止的一种征兆。

未足月腹痛为试胎，已足月忽然腹疼谓之弄胎，俱不是正产之时，宜安心忍痛而睡，切莫催促临盆。凡横生逆产，皆由此误。

辨各种闲疼歌

八九月来试痛多，伤胎作痛药调和。食痛当脐愁手按，寒痛最喜热烘摩。

若产妇起居失宜，胎动腹疼，此非真产，只宜用药安胎为妙。或伤食腹痛，必当脐按之更痛。或伤风寒腹痛，喜得热手摩之。

正当临盆用力歌

小儿身转浆自行，浆水流来紧腹疼。中指节边筋乱跳，临盆用力顺儿生。

时正当产儿自转身向下，头至产门，胞破浆流。腹痛腰胀一阵紧一阵。产妇中指筋跳，此时催其用力，小儿顷刻降生矣。

产后调理歌

产后登床枕要高，存神合眼莫闭牢。饮盃[①]童便还兼酒，铁器烧红用醋浇。

上床高枕靠背，两膝竖起，莫直伸长。睡宜轻轻合眼，不可热睡，恐血气上壅。产后即服童便、热酒，铁烧醋浇熏鼻，以免血晕。

产后血晕歌

血晕面赤停瘀是，佛手散方急服宜。去血过多面唇白，参芪芎归泽兰施。

恶露未尽，瘀血迷晕，面唇皆赤，内服芎归散，外烧铁器醋浇熏鼻，自醒。去血过多，面唇皆白，宜服参、芪、芎、归大剂，少加泽兰、甘草。

51

---

① 盃：同"杯"。

产后胞衣不下歌

初生力弱血枯滞，产路干时胞胀疼。缓下善言安产妇，急煎没竭两般吞。

胞衣不下，因用力太早，或风冷凝滞，或下血过多，或血入胞衣，皆不下。言缓下，何妨安产妇之心，恐惊怯，愈难下，急服血竭、没药，或按方治之。

临产交骨不开歌

交骨缘何不自开，或因血弱或初胎。但宜一服开骨散，芎归龟板妇发灰。

交骨者，产门之骨也。生产原当日开，或血虚，或初胎，皆不利。急服芎、归、龟板、发灰，水酒煎服，即开。一名开骨散，气虚加人参更妙。

难产歌

生人自古无难产，用力非时因误催。气滞血壅犹可治，逼迫横逆悔难追。

生产乃天地化育之理，从无难者。因无德稳婆催逼太早，误人性命。若过于安逸，血不运转，犹易治；若小儿半转，逼得手足先出，追悔何益？

保全横生逆产歌

脚生为逆手生横，从容托进且去眠。佛手散方加大剂，切莫动手待自然。

手足先不可出，且缓缓托进。产妇只要安心莫乱，急煎芎归大剂服之，睡一夜自然生下。若听收生婆动手，是自误也。

验死胎歌

腹中何以知胎坏，内寂舌青冷肚皮。舌赤面青母难保，面舌俱青两命危。

凡胎坏，多因高举伸腰，致儿口脱，不能吮血。若产妇面赤舌青，子死无疑；面青舌赤，母命难全；面舌俱青，口流涎沫，母子俱亡，可不慎哉？

安胎下胎药方歌

安胎诸方经验效，催生方名芎归奇。欲下死胎佛手散，产后生化加减宜。

胎动不安，前所列经验方，无不应效。若产不顺，惟活命芎归汤神效。若子死腹中，用佛手散，产后宜生化汤加减，逐瘀生心。

所作十六歌，余固知平仄不合，字句欠妥，但取其易晓耳。改差补陋，惟望后世儒者裁之可也。

十二、产后方脉论

新产之脉宜虚缓，沉细附骨者生，实大弦急者死。凡产毕不问腹痛不痛，有病无病，即以童便和热酒共一盏温服，则百病不生。以手从心，捺至脐下，使恶露不滞。且当产之时，不可问是男女，恐因言语而泄泻，或以爱憎而动气，皆能致病。须节饮食，避风寒，至于梳头洗足，言语七情，以百日为度。否则，患手足腰腿酸疼，名曰蓐劳[①]，最难调治。犯时微若秋毫，成病重如山岳，可不慎哉。

夫产后血晕，其由有三。有用心使力而晕者，有下血过多而晕者，有恶露不尽而晕者。如恶露不行，心腹疼痛，脉沉实有力，宜生化汤、黑神散加减服之。

如下血过多，脉必虚大无力，乃气血大脱之症，

---

① 蓐劳：产后出现疲乏倦怠，伴有寒热时作，喘憋咳嗽，腹痛等病状称蓐劳，又名"产后痨"。因产后气血耗伤，摄生不慎，感受风寒或忧劳思虑等所致。

宜十全大补汤，乃第一妙方也。如下血不止，加炒黑干姜止之。但凡血晕不省人事，急用铁器烧红，以醋沃之，使醋气熏入产妇口鼻，即时苏醒。真妙法也，可称神效。

夫产后多有发热恶寒之症，有下血过多者，有早起劳倦者，有恶露不尽者，有饮食失节者，有感冒风寒者，有三日蒸乳[①]者，俱能发热增寒[②]，身疼腹痛，不可相类[③]而用药也。

论去血过多发热者，脉必虚大无力，内无痛楚，此非有余之热，乃阴虚生内热耳。方用：

熟地（三钱）　茯苓（二钱）　白术（土炒，钱半）　归身（二钱）　川芎（钱半）　林参（二钱）酒芍（二钱）　陈皮（钱）　姜炭（七分）　炙草（八分）

---

① 蒸乳：指乳汁壅遏不通而乳房胀痛发热者。
② 增寒：应为"憎寒"，是一种外有寒战、内有烦热的症状，多由于热邪内伏，阳气被阻，不能透达所致。
③ 相类：相近似。

上剉，姜三片，枣二枚，水煎服。如自汗，加黄芪（蜜炙）二钱，枣仁（炒）钱半；泄泻加诃子肉、煨肉蔻，去当归、川芎。

论用力劳伤，或早起多动发热者。宜用：

当归（二钱）　川芎（钱半）　熟地（二钱）酒芍（二钱）　茯苓（二钱）　白术（土炒，钱半）龟板（醋炙，三钱）　何首乌（二钱）　陈皮（一钱）黑香附（钱半）　炙草（八分）

上剉，童便一盅，水煎服。若有实症，随症加减。

论恶露不尽，发热恶寒，胸胁胀满，腹痛作块。宜：

全归（三钱）　川芎（二钱）　红花（八分）益母草（二钱）　桃仁（炒，钱半）　香附（二钱）蒲黄（炒黑，一钱）　元胡（二钱）　泽兰（钱半）姜炭（五分）　炙草（八分）

上剉，姜三片，酒一盅，水煎服。小腹疼加肉桂，胁疼加青皮。

论恶露不行，瘀血凝滞，乃有余之象，固不

难用药。然此症多有虚实寒热兼杂者，既积块作痛，又中气不足，余血不行，新血不生，脾血两虚，泄泻不食，烦躁自汗，渐至不起，此岂容易用药耶？余每遇此症，势将束手，乃加意[①]参证[②]。方用：

黄芪（生，二钱）　茯苓（二钱）　白术（土炒，钱半）　红花（八分）　益母草（二钱）　龟板（醋炙，三钱）　姜炭（八分）　黑蒲黄（钱）　泽兰（钱半）　元胡（研，二钱）　炙草（八分）

尤妙在此方重加丹参五钱或八钱，取其逐瘀生新，不滑不腻，加童便一盅，水煎服。屡经屡验，百发百中。所谓丹参独味，以备四物之能者，此也。若用在别处，则不尽然。

论脾胃不和，饮食少进，亦发热头疼，噫气作酸，胸膈饱闷，脉必沉紧。方用：

苍术（钱半）　陈皮（钱半）　厚朴（钱）香附（醋炒，二钱）　砂仁（炒研，八分）　当归（酒

58

---

① 加意：表示特别注意。

② 参证：参考验证。

炒，二钱）　川芎（钱半）　姜炭（五分）　神曲（炒，二钱）　炒山楂（二钱）　炙草（八分）

上剉，姜三片，水煎温服。如大便溏，则去归、芎，加茯苓二钱、白术（土炒）钱半。便闭加桃仁（炒）一钱、枳壳（麸炒）钱半。

论伤风感冒，发热恶寒，脉必浮紧，头疼身痛者，切不可大发汗，恐伤元气而耗津液。方宜：

当归（二钱）　川芎（钱半）　白芷（钱半）陈皮（钱半）　枳壳（炒，钱半）　防风（钱半）苍术（钱半）　茯苓（二钱）　厚朴（钱）　半夏（制，钱半）　炙草（八分）

上剉一剂，姜三片，水煎温服。

论内伤元气，外感风寒，其脉洪大而虚，其症身热而烦，头疼恶寒，自汗口渴，宜补中益气汤加减。方中升麻、柴胡宜炒用，且宜少用。

论产后蒸乳，亦发热恶寒，必乳间胀硬疼痛。即令产妇以手揉乳间硬处，乳汁通，其热自除，可不药而愈。

论产后发热恶寒，口眼㖞斜等症，皆是气血虚甚。当大补气血，宜十全大补汤。若左手脉不足，重[①]补血之药；右手脉不足，重用补气之药。

论产后中风，切不可便作风治，断不可服小续命汤之类，只宜大补气血。如中风口噤，乃血虚，风入夹口，筋得风则急，故口噤；若角弓反张，乃体虚，风入经络，故腰背急也。宜用：

熟地（二钱）　白芍（酒炒，二钱）　归身（二钱）　川芎（钱半）　白术（土炒，钱半）　茯苓（二钱）　陈皮（钱半）　秦艽（钱半）　独活（钱半）黑荆芥（七分）　桑寄生（二钱）　炙甘草（八分）

上剉，一剂，黄酒少许，水煎服，但能下咽，即效。

论蓐劳者，产中之名也。产中虚赢气喘，乍寒乍热，病如疟状，实非疟也。或发热自汗，肢体疼痛，名曰蓐劳，当大补气血。宜用：

黄芪（蜜炙，八钱）　林参（五钱）　当归身（三

---

① 重：应为"重用"。

钱） 糯米（半合）

上剉一剂，姜三片，水煎服，或羊肉煮汤煎药更妙。

论产后不语者何？余曰：人心有三毛七孔[1]，产后虚弱，多致败血闭于心窍。心气通于舌，故舌强不语，心神不安，恍惚若迷。治宜：

茯神（三钱） 枣仁（炒，二钱） 黄芪（二钱） 林参（二钱） 大生地（二钱） 菖蒲（二钱） 牛膝（钱半） 防风（钱半） 川芎（钱半）赤芍（钱半） 细辛（三分） 甘草（八分）

上剉，水煎，再加琥珀三分、辰砂三分，另研，调药服之最效。

论产后汗出不止。方用：

黄芪（炙，三钱） 熟地（三钱） 牡蛎（煅，二钱） 白术（土炒，二钱） 防风（八分） 麦冬（去

---

[1] 三毛七孔：意思是心思、心机。《史记·扁鹊仓公列传》唐张守节正义："心重十二两，中有七孔，三毛，盛精汁三合，主藏神。"

心，二钱）　茯神（二钱）　枣仁（炒研，二钱）
当归（二钱）　霜桑叶（二钱）　灯心（三十寸）

上剉，枣二枚，水煎服。

论产后牙关紧急，腰背反张，四肢抽搐，口眼歪斜，此去血过多，元气亏损，阴火炽盛而然。方用：

十全大补汤加姜炭，一剂而苏，又三剂而安。余屡经屡验，真良方也。

论产后消渴不止。方：

黄芪（生，二钱）　麦冬（去心，三钱）　生白芍（二钱）　当归（二钱）　花粉（二钱）　大生地（二钱）　白茯苓（二钱）　知母肉（二钱）五味子（五分）　甘草（八分）

上剉，一剂，加粳米半合，水煎温服。

论产后疟疾，寒热头疼。方用：

当归（三钱）　川芎（二钱）　酒芍（二钱）白术（二钱）　柴胡（八分）　白茯苓（三钱）醋青皮（钱）　甘草（八分）

姜水煎服。若发日久，虚弱自汗，宜去青皮、柴胡，加林参二钱、何首乌三钱；若口渴饮水，加知母肉钱半、乌梅一钱。

论产后痢疾腹疼，赤白兼有。方用：

当归（三钱）　白芍（酒炒，二钱）　川芎（钱半）　茯苓（二钱）　白术（土炒，钱半）　陈皮（钱半）　香附（二钱）　广木香（五分）　神曲（炒，二钱）　炙草（八分）　炮姜（二钱）

上剉，姜水煎服。不食加砂仁，小便不利加泽泻。

论产后痢疾，日久不止者。宜用：

四君子汤加黄芪、粟壳、姜、枣，煎服最效。

论产后泄泻，脉虚细者生，浮数洪大者死。方宜：

林参（三钱）　白术（土炒，二钱）　茯苓（三钱）　陈皮（钱半）　酒芍（二钱）　黄芪（炙，二钱）　炮姜（一钱）　诃子肉（煨，钱半）　肉豆蔻（煨，八分）　炙草（八分）　泽泻（钱半）

上剉，姜三片，枣二枚，水煎服。

论产后呕吐反胃。方宜：

陈皮（二钱）　半夏（制，二钱）　茯苓（二钱）白术（土炒，钱半）　砂仁（炒，八分）　丹参（二钱）　藿香（钱半）　林参（二钱）　神曲（炒，二钱）　炙草（八分）

上剉，一剂，姜五片，水煎温服。

论产后咳嗽痰喘。方用：

丹参（二钱）　北沙参（二钱）　陈皮（钱半）法半夏（二钱）　茯苓（二钱）　款冬花（蜜炙，钱半）川贝母（二钱）　前胡（钱半）　枳壳（麸炒，钱半）甘草（八分）　桔梗（蜜炙，钱半）　白果仁（炒研，五个）

上剉，姜、枣煎服。

治产后头疼。方用：

黄芪（炙，三钱）　林参（三钱）　白术（土炒，二钱）　当归（二钱）　川芎（钱半）　陈皮（钱半）藁本（□①，钱半）　荆子（研，钱）　炒柴胡（八

---

① □：原书中此字涣漫不清。

分 ）　炒升麻（五分）　白芷（八分）　甘草（八分）

上剉，姜三片，水煎服。

论产前产后大便不通。方用：

当归（五钱）　川芎（二钱）　防风（二钱）
枳壳（麸炒，二钱）　甘草（二钱）

上剉，水煎温服。此方之设，因火麻、李仁、
大黄不可妄用而然。

论产后胞损，小便淋沥不止。方用：

林参（三钱）　黄芪（炙，三钱）　白术（土炒，
二钱）　白茯苓（三钱）　陈皮（钱半）　桃仁（去
皮炒，钱半）　炙草（八分）

水煎服。

论妇人子宫肿大，二日损落一片，殊类猪肝，
已而面黄体倦，饮食无味，内热晡热，自汗盗汗。

余以十全大补汤二十余剂，诸病悉愈，仍复生
育。

论产后阴门不闭，发热恶寒，用十全大补汤

加五味子，数剂而愈。若初产肿胀燉痛[①]而不闭者，宜加味逍遥散；既消而不闭者，宜十全大补汤。

治产后阴门痛极，不能忍者。古方用桃仁（泡去皮尖，研如泥），涂之即已。

治产后阴户痒，不能忍者。古方用食盐二两，涂之即止。

论产后生肠不收。古方用蓖麻子（去皮，捣成膏），贴头顶心，内服补中益气汤，去柴胡，加益母草。

论产后生肠不收，皆由气血虚弱，宜大补。方用：

林参（五钱）　黄芪（蜜炙，五钱）　白术（土炒，三钱）　当归（三钱）　川芎（钱半）　炙草（八分）

上剉，水煎服。若一日不上，加炒升麻五分。

论产后子死经断，一日小腹忍痛，阴户有物

---

① 燉痛：肿痛。

如石，硬而痛，此乃石瘕^①也。方用：

当归（二钱）　川芎（钱半）　酒芍（二钱）
生地（酒洗，钱半）　桃仁（炒，钱半）　红花（八
分）　三棱（钱半）　大黄（酒炒，二钱）　香附（二
钱）　元胡（二钱）　血竭（一钱）　槟榔（钱半）

上剉，一剂，黄酒一盅，水煎服。有寒加肉
桂一钱，去大黄不用。

十三、小产论

扫码获取
· 本书音频
· 视频微课
· 妇科歌诀

小产重于大产。盖大产如瓜熟自落，小产如
生采断其根蒂，岂非重于大产？但人轻忽致死者
多矣，宜补形气^②，生新血，逐瘀血。若未足月
腹痛欲产者。宜：

---

① 石瘕：主要症状为子宫内有块状物形成，日渐增大，
　　如怀孕状，并有闭经等，以包块如石，故名，类似
　　子宫粘连。

② 形气：指血与气。

黄芪（炙，二钱）　林参（二钱）　白术（土炒，钱半）　归首（二钱）　酒芍（二钱）　阿胶珠（钱半）　知母肉（二钱）　黑杜仲（二钱）　续断（钱半）炙草（八分）　五味子（二十粒）

上剉，一剂，水煎服。若产而血不止者，参、芪加倍，再加炒艾叶八分；气虚加人参更妙。

论小产心腹疼痛，乃瘀血不行，新血不生。宜：

当归（三钱）　川芎（二钱）　熟地（二钱）酒芍（二钱）　元胡（二钱）　丹参（二钱）　泽兰（钱半）　红花（五分）　黑香附（钱半）　甘草（八分）桃仁（去皮炒，一钱）

上剉，水煎，入童便、黄酒各半盅，温服。小产腹痛以手按腹，愈按愈痛，此是瘀血为患，宜用此方活之；若按之反不痛，此是气血两虚之症，宜八珍汤主之；若痛而不食，宜六君子汤；若痛而作泻，宜六君子汤送四神丸，俱效。

论小产下血不止，睡卧不安，自汗、盗汗，心神恍惚。此气血大脱之症，宜十全大补汤，乃第一良方也。

一妇人二十余岁，小产死胎不下，听庸医大用朴、硝催迫，乃泄泻不食；又服四物汤，泄泻尤甚，其死胎仍不下；又服诸方不效。时当暑热，势将垂危，始邀余治，用丹参四两，水三大碗，煎至一碗，去渣，入人参一钱（立冲），再用慢火煎至一茶盅，温服。片时，死胎即下，真神效之良方也。于是诸病悉退，惟不思饮食，彼欲速效，乃自用香砂、橘红、白蔻之类。一服烦燥不宁，自汗且干呕、咳嗽、气喘。复邀余治，方用：

生黄芪（二钱）　丹参（二钱）　茯神（二钱）枣仁（炒，钱半）　酒芍（二钱）　川贝母（二钱）知母肉（钱半）　龟板（醋炙，二钱）　陈皮（钱）地骨皮（钱半）　麦冬（三钱）

上到，童便一盅，水煎服，二十余剂，痊愈。

十四、乳病论

乳房阳明所经,乳头厥阴所属。其母不知调养,或怒所逆郁,或厚味所酿,以致厥阴之气不得通,而汁不得出,阳明之血沸腾,故热甚而作脓。亦有其子口气燃热,含乳而睡,热气所吹,遂生结核。于初起时,须忍痛揉,令稍软,吮汁自透,即可消散,失此不治,必成痈疖。余屡经此症,凡来得急骤,却愈得亦速。其症多于红肿高大,发热恶寒。结核肿痛,切不可便用针刀做成大患,只用服药。方宜:

全瓜蒌(五钱)　归尾(二钱)　青皮(钱半)　白芷(二钱)　柴胡(钱半)　银花(钱半)　山甲珠(五分)　连翘(二钱)　花粉(二钱)　甘草(钱半)　防风(钱半)　贝母(二钱)　木鳖子(去皮研,二个)

上剉,水煎服。若忧愁郁结,积累日久,脾

气消败,肝气横逆,遂成隐核,如棋子大,不痛不痒,数年后方为疮陷,形如岩穴,名曰乳岩[①],不可治矣。若于始生之际,便能消释病源,使心清神安,然后施治,亦有可安之理。

一妇人二十余岁,患乳岩,不痛不痒,二年后始发,破流黑水,不成脓浆,愈流愈硬,臭气难闻。余以为必不能治,彼求之再三。于是余用十全大补汤,服十余剂,外敷生肌定痛散,渐有脓浆。原方又服十余剂,而脓稠疮软,饮食大进。又服二十余剂,痊愈。

治妇人患吹乳[②],肿痛未成脓者。用:

生半夏二个,为细末,用葱白半寸,捣和为丸,

---

① 乳岩:即乳腺癌,多生于妇女,因郁怒伤肝,思虑伤脾,以致气滞痰凝而成;或冲、任二经失调,气滞血凝而生。

② 吹乳:一般指乳痈,乳痈是以乳房红肿疼痛,乳汁排出不畅,以致结脓成痈的急性化脓性病证,多发于产后哺乳的产妇,尤其是初产妇更为多见。

71

绵裹塞鼻。若患左乳塞右鼻，右乳塞左鼻，甚效。

论有儿者名为外吹乳，有孕者名为内吹乳。用：

白芷　贝母（各等分）

上为细末，每服二钱，黄酒调下。古方名立效散。

治内外吹乳，无论已溃未溃，服之立效：

生黄芪（二钱）　当归（二钱）　川芎（钱半）白芷（钱半）　乳香（钱）　漏芦（钱半）　青皮（钱半）　花粉（二钱）　连翘（二钱）　防风（钱半）瓜蒌（三钱）　贝母（二钱）　甘草（钱半）

水煎，临卧服。若肿痛过甚，欲破不能者，加山甲珠八分、皂刺钱半，去黄芪。

论妇人年五十外，乳痈穿破，难收功者。方宜：

生黄芪（二钱）　林参（二钱）　白术（土炒，钱半）　大生地（酒洗，钱半）　川芎（钱半）　茯苓（二钱）　当归（二钱）　酒芍（二钱）

木瓜（钱半）　甘草（八分）　青皮（五分）　炒柴胡（五分）

上剉，水煎温服。

治妇人乳劳[①]，乳痈已成，脓化未成，即消治乳方甚多，独此方神效，瘰疬疮毒，尤妙无比：

瓜蒌（熟者一个，切碎）　当归（三钱）　甘草（三钱）　乳香（研，一钱）　没药（研，一钱）

上剉，一剂，水三茶盅，酒一茶盅，煎至一盅，频服。更以渣敷患处，能治一切痈疽肿毒、便毒[②]，皆效。

论妇人素禀怯弱，气血虚耗，产后无乳。宜补者：

---

① 乳劳：应为"乳痨"，以乳房结块如梅李，不痛，边界不清，皮肉相连，肿块化脓溃后脓出稀薄，疮口不易收敛，病程缓慢为主要表现的结核性疾病，相当于乳房结核。

② 便毒：生于阴部大腿根缝处（腹股沟）的结肿疮毒，其未破溃之时叫便毒，既溃之后称鱼口，或左或右。

黄芪（蜜炙，一两）　当归（酒洗，五钱）
葱白（七寸）

水煎服。

论产后气血不足，乳汁缺少。方用：

林参（三钱）　黄芪（炙，三钱）　归身（三钱）　漏芦（钱半）　通草（一钱）　山甲珠（五分）
王不留（炒，二钱）　川芎（钱半）　花粉（一钱）
炙草（八分）

上剉，一剂，同猪蹄汗服，煮汤煎药，服之立效。若此方不效，仍不痛不涩，是乃气血大亏，宜八珍汤；若中年以后之人，且无痛楚，则十全大补汤更效。

论妇人欲断乳。方用：

当归尾（二钱）　赤芍（二钱）　怀牛膝（二钱）
红花（一钱）

上剉，一剂，水煎，临卧温服。

论妇人气血方盛，乳房作胀，或无儿吃，痛增寒热者。用：

大麦芽（炒，一两）

水煎服，立消，其耗散气血如此。若脾胃虚弱，饮食不消，每用之。然多服损肾，不可不知；若气血亏而乳汁自出不断者，乃大虚之相，宜十全大补汤服之，否则生子不育。

十五、妇人杂病

治妇人阴户作痒。用猪肝蒸熟纳入阴户，则虫俱引出而痒止。

治妇人生门^①硬如铁石，衣撞着痛不可忍。用：

青鱼胆七个，或鲫鱼胆亦可，用丝绵二三钱烧灰存性，同鱼胆汁调匀，取鸭毛翎搽上，立效，其硬即软。

治女人生门坠下一物，其形如茄，名曰茄

---

① 生门：即阴门，指阴道口。

病^①。用茄蘸剉烂，煎水洗之，再用巴豆，将绵线二人牵住，用巴豆捋之，以线缠其上。过一夜，即落。若不用药线，即推上或在内，亦茄蘸加枯矾同煎，熏洗。

论妇人茄病，原因生产之后，未过满月，因取重物，膀胱坠下。若是红茄，可治，白者不治。方用：

林参（二钱）　白术（土炒，钱半）　当归（二钱）　酒芍（二钱）　陈皮（钱半）　熟地（二钱）肉桂（钱半）　川芎（钱半）　吴萸（一钱）　丹皮（钱半）　白薇（二钱）　泽兰（钱半）

上剉，姜一片，水煎，空心服。然后熏洗其物，

---

① 茄病：病证名，属阴挺范畴。据清代周诒观所著《秘珍济阴》："妇人阴门坠出，或红或白，状如茄子，名曰茄病。红属湿热，宜白薇散（白薇、川芎、当归、熟地、白芍、苍术、泽兰、丹皮、灵霄花）；白属气虚，宜服四物吴茱萸汤（吴茱萸、当归、人参、白术、熟地、川芎、陈皮、白芍、沉香、肉桂、甘草、白茄根引）。

自上。

熏洗方

蛇床子（一两）　银花（五钱）　茄藤（七钱）
水杨柳根（一两）　枯矾（四钱）　五倍子（四钱）
鱼腥草（一两）

上为粗末，水煎滚，放桶内，坐而熏之。候药
水略温，倾盆内洗之。次日再煎滚，仍照前熏洗，
自愈。

治女人阴挺，谓阴户中突出一物，如蛇或如
鸡冠。用：

蛇床子（五钱）　乌梅（九钱）

煎水熏洗，又以猪油调藜芦细末，敷之即消。

十六、内署府在经验方脉论

（一）

特用道彰德府正堂戴公（号）莲溪（安徽省徽
州府婺源县人也）夫人莫氏（京都人），年四十五岁，

患胃气疼，吐水多年，屡治不效。一经小产，旧病复作，邀余到署。诊其脉，六部俱沉紧，两尺尤甚。余谓沉主里症，又属久病；紧为诸痛，乃心痛、腹痛、胃气痛也。戴公言此病正是胃气疼、吐水，每日早起泄泻三便，动则自汗，已十年矣。余谓病久则虚实兼杂，寒热交作，必须巧于用药，勿拘成方可也。

遂取出所服药方十九纸，无非四物、八珍、补中益气、柴胡疏肝、香砂六君之类，犹有重用归、芎，加桂、附、白蔻者。余曰：此熟于汤头未深明药性之误也。盖四物满中而注泻。八珍峻补而疼难止。益气汤中当归滑肠，升、柴发汗，虽少用，亦不为妥。疏肝散俱损气耗血之类。至用桂、附、白蔻，又非善治。以其疼久则生热，泻久则伤气。病本中气不足，而脾注湿热，久则生痰，阻塞升降。且多服炙煿熬煎之物，脾虚不能运化，故清阳不升，浊阴不降，所以久而不愈者此也。余用：

生黄芪(三钱)　白茯苓(三钱)　于白术(土炒，一钱)　广陈皮(钱半)　法半夏(钱半)　香附(醋炒，二钱）　藿香梗（一钱）　广木香（为末调服，五分）　佛手片（三钱）　郁金（研，钱半）　草蔻仁（研，五分）　甘草（八分）　川黄连、吴茱萸（各五分，同浸炒）

剉一剂，姜三片，枣二枚，水煎服。

上方以黄芪为补气止汗而不闷为君，茯苓、白术健脾除湿为臣，佐以陈皮、半夏、香附化痰和胃，使藿香梗、草蔻仁止吐，加郁金、木香止疼，佛手片畅快胃气而不克，吴萸、黄连同炒，乃治心气疼、吐水之妙品也。

服一剂，诸病悉退，余谓效不致如是之速，于是又一服。明早仍大便三次，但只一点黄白脓耳。余曰：此乃药病相符也。因脾胃虚弱，饮食难消，不足中生出有余之症也。此药固其中气，荡其积垢，所谓推陈致新者也。原方又一服，诸病痊愈，惟夜间只睡一半，又加枣仁（炒）一钱五分，服二剂，诸病皆瘳①，毫无痛苦矣。

79

———————————

① 瘳（chōu 抽）：病愈。

太太恐其再发，嘱余除去病根。于是就原方去香附，加酒炒杭芍二钱，合五剂，外加高丽参一两，共为极细末，用神曲面二两打糊；又用姜水煮枣（去皮核，取净肉），连前药神曲糊，共和为一块，丸如梧桐子大，每服百丸，早晚用淡姜汤送下。自服此药痊愈以后，永无再发。

（二）

戴公长子元配洪氏，年二十八岁，母家亦安徽人也，其父现任卫辉府考城县典史[①]，因治太太痊愈，遂邀余到五堂。诊少太太之脉，右手洪大无力，左手短数且涩。余谓此气虚血燥之相，肺与大肠皆虚热也。彼言新病咳嗽腹痛，旧病鼻衄便血已多年矣。此则脉病相符。又问及脉带喜信[②]否，天癸[③]月余未见。余言受孕一月始形，两月

① 典史：中国古代官名，元始置，明清沿置，是知县下面掌管缉捕、监狱的属官。

② 喜信：指怀孕。

③ 天癸：在古代代指女性的月经，也叫月事、月水等。

始膏，三月始胎，如天癸月余未见，即受孕不足以上脉，今用药只宜养血润燥，健脾和胃。若受孕，此即保胎之剂也。用：

生白芍（三钱）　白茯苓（二钱）　阿胶珠（钱半）　南前胡（钱半）　生地炭（二钱）　麦冬（去心，三钱）　天冬（二钱）　黑栀子（钱半）　知母肉（二钱）　川贝母（二钱）　枳壳（麸炒，一钱）　桔梗（钱半）　甘草（八分）

上剉一剂，藕三片，梨三片，水煎温服。

此方服十余剂，诸病稍退，复邀余诊。其脉左寸微细，右关滑数，乃受孕之脉也。老太太又问，男喜女喜？余言按右手滑数属女，以大人泽及万民必生男。彼喜曰：我孙妇以前受孕三月以后必堕，七年之中曾堕六胎，且常服保胎无忧散不效，何耶？余曰：此执用成方之误也。无忧散中，当归滑肠，川芎动胎，此庸医易犯者也。更有羌活、荆芥辛散烈性，辛则耗血，散则损气。朴实之人颇可，如少太太便血自汗，连年堕胎，岂非气虚血燥乎？更多服耗散之药而曰保胎，殊不知反迫其堕之速耳。余今用药，切符胎症，只用固胎，百病自愈。方宜：

　　生黄芪（二钱）　茯神（二钱）　枣仁（钱半，炒）阿胶珠（钱半）　地骨皮（钱半）　生杭芍（二钱）麦冬（去心，二钱）　生地炭（钱半）　知母肉（二钱）枳壳（麸炒，七分）　川贝母（二钱）　黑栀子（钱半）　甘草（八分）

　　上剉一剂，加灯心三十寸，水煎，日进二服。

　　上方以黄芪、阿胶补气固胎，茯神、枣仁、杭芍镇心养血，生地炭、黑栀子、地骨皮止大便下血，麦冬、贝母、知母润肺止嗽，甘草和中，少加枳壳宽胸快膈，疗胎气肥胀。此方不滑不散，虽因病用药，即保胎之良方也。何必命名为某某汤头而然也。

　　服十余剂，诸病悉退。又每日一服，月余病痊愈，而胎亦安。又间一日一服至年终，共服七十余剂，胎近六个月未动，病亦未发。彼喜其平妥，停药不服。至五年四月下旬，产生一女，恶露不行，腹痛烦渴，乃产前少服药故也。

戴公素明医道，自开方用生化汤服二剂，新病未去而旧病复作，便血自汗较前尤甚。于是即请本城三位先生，仍用生化汤，惟加重而已。归、芎用至七八钱，因乳少又用穿山甲珠二钱五分。于是便血复作，腹痛、头疼、呕吐不食，自汗盗汗，百病丛生，睡卧不安，恶露更不行矣。

复邀余，诊其脉六部短数，无论病势，危甚。彼惟求急速开方。余曰：难矣哉。诸病备于一身，恶露不行，心腹疼痛，因产妇之常便血自汗，亦产前旧病又添，烦躁不宁，呕吐不食，且穿山甲其性猛烈，无所不至，用二钱五分损气耗血，尤无理之极。余谓此症生化汤亦不可用，然以常情易犯耳。若执古本，则用生化汤逐瘀生新。谁曰不可？殊不知，归、芎乃血中之气药，入胃则呕，近脾则泻，脾胃一败，无能为矣。然固不当拘执成方，亦不敢悖古自律，愿再质高明，同论此症，然后开方。戴公言，在城先生亦惟生化汤是用，即换手仍归、芎加重而已。既论病在理，何必再请？余不能推诿，于是开方。用：

83

丹参（五钱）　生黄芪（三钱）　白茯苓（三钱）　白术（二钱）　元胡（钱半）　泽兰（一钱）黑蒲黄（一钱）　黑地榆（钱半）　棕炭（一钱）益母草（二钱）　红花（五分）　炙草（八分）

童便一盅，水煎，日二服。

上药服六剂，稍安。又服十六剂，诸病悉退，饮食大进，惟恶露仍不行。余书病论一篇，原方莫改，嘱以日进二服，切莫疑迟笑慢，更改药方，欲求速效而反致误也。少爷悦服，固问余所看何书，与众不同。余言医不执方，合宜而用，虚心参悟，洞明药性，非有奇术异论也。

本书音频
视频微课
妇科歌诀

扫码获取

主要参考文献

［1］姚春鹏.黄帝内经 [M].北京：中华书局，
　　2014.

［2］张璐，王兴华等.张氏医通 [M].北京：人民
　　卫生出版社，2007.

［3］王叔和.脉经 [M].北京：学苑出版社，2008.

［4］吴谦，等.医宗金鉴 [M].北京：人民卫生出版社，
　　2017.

［5］赵佶.圣济总录 [M].北京：中国中医药出版社，
　　2018.

［6］周治观.秘珍济阴 [M].北京：中国中医药出
　　版社，2015.

［7］许二平.河南古代医家集 [M].上海：第二军
　　医大学出版社，2013.

汲取 中医智慧
提升诊治技能

 扫描本书二维码，获取以下正版专属资源

本书音频

在线听书，感悟
中医之博大精深

视频微课

详解中医妇科学
理论及常见病证

妇科歌诀

助你轻松记忆妇
科诊治知识要点

读书记录册
记录学习心得与体会

读者交流群
与书友探讨中医话题

精品电子书
进一步提升中医技能

操作步骤指南

第一步：微信扫描左方二维码，选取所需资源。

第二步：如需重复使用，可再次扫码或将其添加到微信"收藏"。

扫码添加智能阅读向导

研读经典，精益求精！